LE

MARÉCHAL BAZAINE

JUGÉ PAR

LES MILITÆRISCHE BLÆTTER

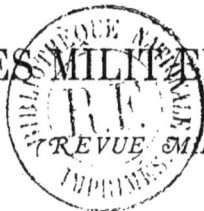

(REVUE MILITAIRE DE BERLIN)

6301

PARIS

ARMAND LE CHEVALIER, ÉDITEUR

61, RUE DE RICHELIEU, 61

—

1872

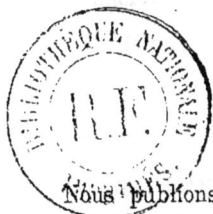

paraître à Berlin sur les événements de Metz : elle est tirée des
Militærische Blætter, revue militaire mensuelle de Berlin. La
direction de cette publication est la même que celle du *Militair-
Wochenblatt*, gazette semi-officielle, prenant ses inspirations et ses
renseignements au Ministère de la guerre et à l'état-major général
de l'armée. C'est dire que cette étude, qui ne porte pas de signature,
émane du groupe des officiers qui représentent les idées généralement admises dans les cercles militaires élevés de la Prusse.

C'est à ce titre que la traduction donnée ci-après ne peut
manquer d'être intéressante. Ajoutons que l'auteur s'y est montré
d'une impartialité historique fort louable. Ses appréciations portent
l'empreinte d'un jugement réfléchi, calme, et si, une ou deux fois, il
se laisse aller au dithyrambe à l'égard de ses compatriotes, chose
bien naturelle après de si nombreux et de si grands succès, nous
devons avouer qu'il le fait, du moins, avec mesure et convenance,
et qu'il ne manifeste aucune intention blessante envers des adver-
saires malheureux.

Cette modération ne donne que plus de poids et d'autorité à une
argumentation solide qui serre de près le maréchal Bazaine. Les
fautes commises, qui ont si gravement compromis l'armée de Metz,
et, par suite, les destinées de la France, sont étudiées à fond et bien

divisées , selon toutes les apparences, en *fautes volontaires* du commandant en chef, et en fautes indépendantes de sa volonté. L'étude ne porte que sur la direction générale, sur la direction stratégique des opérations de part et d'autre ; les combinaisons tactiques et les détails des combats ne servent, d'ailleurs, en rien à la démonstration de l'auteur, qui tend à faire ressortir les reproches graves mérités par le maréchal Bazaine.

On promet un travail ultérieur qui fera suite à celui-ci : nous en publierons également la traduction.

CAMPAGNE AUTOUR DE METZ

APERÇUS CRITIQUES

SUR LE

COMMANDEMENT EN CHEF DE L'ARMÉE FRANÇAISE

« La France a plus besoin de moi que je n'ai besoin de la France ! » Telles furent les paroles lancées par le grand Napoléon, en réponse à la députation du Corps législatif, lorsqu'il se permit de dépeindre la situation à laquelle était réduite la France par la politique de l'empereur. C'était au moment où les armées alliées franchissaient le Rhin pour marcher sur Paris.

L'empereur, après avoir organisé d'une main vigoureuse la défense du pays, se mit à la tête de son armée, et, dans la direction des opérations, il sut déployer toute la grandeur de son génie. Il se montra homme dans le malheur. S'il n'avait eu un Blücher pour adversaire, ses talents de général auraient repoussé les alliés au-delà du Rhin. L'empereur succomba sous les coups de Blücher, par les effets de son propre orgueil. Le monde fut ébranlé par la chute du titan !

Lorsqu'après le 6 août 1870, les armées allemandes envahirent la France, ceux qui avaient jusqu'alors dirigé les affaires de l'Etat durent céder à l'opinion publique, et remettre le gouvernail en d'autres mains. Napoléon III lui-même, après quelques jours d'hésitation anxieuse, se vit forcé de déposer le commandement suprême de l'armée. Son intention avait été d'abord de courir à Paris pour y devenir l'âme de la défense nationale. Mais, quelques mots du Conseil de régence suffirent pour le faire renoncer à cette résolution. Empereur sans pouvoir ni volonté, il resta au milieu de l'armée, qu'il entraîna dans sa perte. Ce n'est pas son orgueil, ce n'est pas un Blücher, c'est le manque d'énergie, l'affaisement du caractère, qui firent tomber Napoléon III. L'histoire n'a qu'un sourire de pitié pour la chute de cette ombre de grandeur.

Il n'était peut-être pas inutile de faire précéder de ce parallèle les études critiques des opérations autour de Metz, pour bien faire ressortir la différence du rôle joué par les deux chefs d'Etat et d'armée à ces deux époques de 1814 et de 1870. On pourrait y trouver, sous bien des rapports, la clef des événements de Metz.

Le maréchal Bazaine fut investi le 12 août du commandement en chef de l'armée du Rhin. Elle comprenait le corps de la garde, le 2e, le 3e, le 4e et le 6e corps d'armée; la brigade Lapasset, du 5e corps, était, en outre, attachée au 2e corps. En tout, environ seize divisions d'infanterie, six de cavalerie, avec près de cinq cents pièces de campagne. Toutes ces troupes, à l'exception de quelques fractions du 3e corps (1), étaient placées, à ce moment, sur la rive droite de la Moselle, formant un demi-cercle immédiatement en avant des forts de la place de Metz. L'intention primitive était de résister à l'ennemi sur la Nied;

(1) L'auteur allemand se trompe, c'est le 6e corps qui occupait les forts de la rive gauche.

mais on y renonça bien vite, et l'on imposa au maréchal Bazaine, en lui confiant le commandement suprême, l'obligation de ramener sans retard l'armée du Rhin à Châlons, en suivant la route de Verdun. On dit que, quand il s'agit de la nomination du chef de l'état-major général, des intrigues furent mises en jeu pour faire donner ce poste au général Jarras et qu'on n'eut pas le moindre égard pour les désirs du maréchal qui voulait en faire désigner un autre.

Le 13 août fut employé aux préparatifs nécessaires et à la mise en route des convois innombrables, dont l'aspect arracha aux officiers, malgré eux, cet aveu que leur armée ressemblait à celle de Darius. Le 14, la retraite commença sur la rive gauche. Les troupes allemandes, en voyant la colonne de l'ennemi se retirer, se mirent instinctivement à sa poursuite. Un combat s'en suivit, et s'engagea le 14, assez tard dans l'après-midi. Les Allemands trouvèrent encore en position un corps tout entier, le 3e, et une division du 4e. Les deux autres divisions de ce dernier corps revinrent sur leurs pas pour prendre part au combat ; le corps de la garde cessa également son mouvement de retraite, pour se placer comme troupe de réserve. Les fortifications de Metz présentaient un obstacle naturel à la marche en avant des Allemands, et rien ne devait entraver le plan primitif des Français et les empêcher de continuer leur retraite en bon ordre sur Metz, puis sur la rive gauche de la Moselle.

Le combat du 14 produisit, pour le moment, une impression très-favorable sur les troupes françaises. On s'attribua la victoire, et l'empereur lui-même félicita le maréchal d'avoir réussi à rompre le charme. Si l'on considère que l'armée française a pu, malgré le combat et sans grandes pertes, continuer tranquillement la retraite projetée, on ne peut nier que le combat du 14 n'ait été favorable aux Français, sous le rapport tactique.

Mais, en examinant la question de plus près, et en voyant par quels moyens le but du plan primitif a été atteint, on reconnaîtra que les conséquences générales ne répondent guère aux résultats tactiques.

Lorsque les troupes prussiennes s'avancèrent contre les arrières-gardes françaises, celles-ci acceptèrent le combat sur une échelle tellement large qu'elles forcèrent trois corps entiers à leur faire face. Ces corps ne purent donc franchir la Moselle que dans la nuit du 14 au 15, ou dans la journée du 15 même, au lieu de le faire le 14. Il n'est certes pas nécessaire de démontrer ici que le temps est un des éléments les plus précieux de la stratégie. On verra dans le cours de cette étude quelle influence décisive cette perte de temps exerça sur les événements en question.

Il y a donc lieu d'étudier d'abord s'il était utile de se laisser sérieusement arrêter par l'attaque des Allemands dans l'exécution des ordres donnés; si une résistance énergique pouvait amener des résultats plus favorables que la continuation de la retraite en repoussant l'ennemi. En effet, quel résultat les troupes allemandes eussent-elles pu atteindre si les troupes françaises de l'arrière-garde avaient continué leur retraite en combattant? Évidemment les Allemands auraient poussé jusque dans le rayon des forts ; là, ils auraient fait halte, et auraient repris leurs anciennes positions. Sous la place de Metz et grâce à sa conformation, il n'y avait pas à songer à tourner les divisions en retraite, à les jeter hors de leur direction, à les pousser et à les bousculer sur les troupes suivantes, de manière à produire un désordre général. Le résultat d'un petit combat d'arrière-garde eut donc été le même que celui obtenu par les Français, après une lutte violente et sanglante de plusieurs heures. Ce combat, avec l'importance qui lui a été donnée, ne pouvait avoir ni but ni utilité ; *c'était une faute.*

Toute troupe qui accepte joyeusement le combat quand elle est attaquée, quand même elle oublie et néglige le but qu'elle devait poursuivre antérieurement, ne paraît jamais blâmable. Aussi nous garderons-nous d'adresser le moindre reproche aux troupes françaises qui accoururent avec ardeur et un véritable entrain à la bataille qui leur était offerte. D'ailleurs, les troupes du 3e et du 4e corps ne s'étaient pas encore rencontrées avec l'ennemi ; tout cœur de soldat comprend aisément qu'ils aient saisi avec passion la première occasion qui se présentait sous des apparences si favorables.

Mais les chefs supérieurs, et surtout le généralissime, doivent-ils laisser leur sang se mettre en ébulition au bruit de quelques coups de fusils, de quelques coups de canons? L'ambition, l'entraînement de distribuer quelques horions à l'ennemi, ne doit pas les détourner du but principal à atteindre et du plan général à exécuter. On a prétendu que le combat du 14 a pris ces grandes proportions contre le gré du maréchal Bazaine. Les faits prouvent le contraire.

D'abord, le maréchal a accepté, sans protestation aucune, les éloges de l'Empereur, puis il a dirigé le combat lui-même, et, en tous cas, il n'a prescrit aucune mesure pour le limiter. Lorsque, dans son rapport, rédigé longtemps après les événements, il dit : « l'ennemi devenait entreprenant, » on comprend qu'il sentait la nécessité de pallier la faute qu'il avait commise. Il était difficile de devenir « entreprenant » en présence des forts de Metz. Non, on ne peut comprendre la nécessité d'avoir rappelé deux corps d'armée pour soutenir les forces largement suffisantes qui faisaient face à l'ennemi. C'est ainsi que ce combat d'arrière-garde se développa et dégénéra en une sanglante bataille. Si un combat d'arrière-garde peut être considéré comme favorable, quand on réussit, sans grand sacrifice de temps et de matériel, à continuer la retraite, il est évident que, dès qu'on s'arrête pour dépenser tout le temps et toutes les forces nécessaires à une bataille, c'est qu'on veut obtenir des résultats plus importants. Le combat de Colombey et de Mey, toutefois, n'en a pas eu d'autres que ceux d'un combat d'arrière-garde, bien qu'il ait produit autant de victimes qu'une bataille. Les résultats ne furent donc nullement proportionnés aux sacrifices de temps et de matériel.

L'histoire ne nous a pas expliqué jusqu'à ce jour pour quels motifs le 14, fort tard dans l'après-midi, cinq divisions se trouvaient encore à un demi-mille et plus (4 kilomètres) en avant des forts de la rive droite. Il semble bien inadmissible qu'il fallût tenir les troupes à cette distance pour couvrir le passage de la rivière : est-ce que les forts ne suffisaient pas pour éloigner tout ce qui aurait pu entraver ou gêner l'opération? Ce n'est pas le manque d'espace qui forçait ces divisions à s'étendre au-delà du camp retranché, dont l'étendue était suffisamment vaste. Les convois, qui, en grande partie, étaient parqués dans l'île Chambière, et nullement derrière les forts, devaient déjà, à ce moment de la journée, avoir opéré leur passage avec la masse principale. D'ailleurs, est-ce que l'enceinte des forts ne couvrit pas plus tard, pendant l'investissement, l'armée entière, contre toute entreprise de l'ennemi? Dans le rapport du maréchal déjà cité, il est dit que la cause du combat a été l'inexécution des ordres, qui prescrivaient aux troupes de resserrer petit à petit, en opérant la retraite, le demi-cercle qu'elles formaient autour de la place. On ne saurait être satisfait de cette expression *diplomatique*; elle n'explique nullement pourquoi les troupes, au moment de l'attaque des Allemands, ne se trouvaient pas encore sous la protection des forts. D'ailleurs, il avait été arrêté le 13 que l'armée tout entière quitterait Metz, et qu'on laisserait, pour la défense de la place, outre les bataillons de dépôt et de la garde mobile, la division Laveaucoupet du 2e corps. On comprend alors difficilement pourquoi le 14, au lieu de ces troupes, qui formaient la garnison, ce furent celles de l'armée en retraite auxquelles incomba la défense du terrain en avant des forts.

Laissons à l'armée française la gloire douteuse de n'avoir pas été battue le 14 : nous ne pouvons pas moins nous empêcher de déclarer que le commandement suprême s'est montré ce jour-là d'une ineptie complète, et que, sous bien des rapports, sa manière d'agir semble inexplicable. On avait fait un appel un peu hardi, mais très-inutile, à la fortune.

Ce récit nous rappelle involontairement un épisode de la guerre d'Italie, à un moment où l'étoile brillante du brave général Benedek favorisait encore toutes ses entreprises. On sait que Benedek, après la bataille de Magenta, couvrit, avec son corps d'armée, la retraite de l'armée autrichienne. Le 8 juin, la brigade Rode, de ce corps, formant l'extrême arrière-garde, fut attaquée par trois divisions françaises à Mélégnano ; la brigade Boer, amenée à son secours par Benedek, lui permit de continuer honorablement sa retraite.

Le 9, Benedek avait sous ses ordres, outre le 8e corps, quelques brigades du 2e et une division de cavalerie. Il devait suivre l'armée dans sa retraite. Mais le succès obtenu, la veille, par les Français, lui avait mis la rage au cœur, et il crut devoir, avant tout, chercher l'occasion de prendre sa revanche.

A cet effet, non-seulement il s'arrêta avec 30,000 hommes, contrairement à tous ses devoirs, mais encore il rebroussa chemin, pour se porter, à plusieurs milles en arrière, au-devant de l'armée française. Malgré une attente d'un jour et d'une nuit, l'ennemi, heureusement pour lui, ne se montra pas, et il dut, à la fin, sans avoir pu atteindre le but tant désiré, se remettre en marche pour suivre son armée.

Ce fut un sentiment personnel, l'ardeur pour le combat, qui firent oublier, dans cette circonstance, à Benedek, comme le 14 août au maréchal Bazaine, le but primitivement fixé, qui leur firent perdre de vue, à tous deux, les principes de l'art de la guerre.

Pour la retraite sur Verdun, le maréchal Bazaine avait prescrit les dispositions que voici : le 2e, le 6e corps et la garde suivront la route par Rezonville, et leurs têtes de colonne pousseront, le 15, jusqu'à Mars-la-Tour. Le 4e et le 3e corps s'engageront sur la route qui bifurque vers le nord à Gravelotte et se porteront jusqu'à Doncourt. Les divisions de cavalerie Fortois et du Barail éclaireront les colonnes en tête et leur couvriront les flancs.

Le 2e corps, le 6e et la garde, retardés par la masse colossale des voitures auxiliaires, qui étaient encore engagées, le 15 au matin, dans le défilé de Gravelotte, ne purent atteindre que pendant la nuit les positions qu'ils devaient occuper le jour. L'ordre avait bien été donné de faire rentrer à Metz les voitures non réglementaires, mais chacun comprendra que, dans ce terrain tourmenté et déchiré, il n'y avait qu'une route à suivre, celle-là même qui devait être utilisée pour les troupes. Cet ordre ne put donc être exécuté.

Si, comme on vient de le voir, de grandes difficultés s'opposaient à la marche des trois corps de la colonne de gauche, combien les obstacles devaient-ils se multiplier davantage sur la droite, pour le 4e et le 3e corps ? Ceux-ci, en effet, pour parvenir à la route de Doncourt, étaient forcés de suivre, avec leurs masses, jusqu'à *Point-du-Jour*, la même voie que les trois autres corps d'armée. Ils ne pouvaient donc arriver à la route de Doncourt qu'après que la colonne de gauche eût dépassé *Point-du-Jour*.

De plus, le combat du 14 avait retardé la marche de ces deux corps d'une demi-journée. Par suite de ces différentes circonstances, contrairement à l'ordre de marche, le 3e corps n'atteignit, dans la journée du 15, avec trois de ses divisions, que Saint-Marcel et Verneville, pendant que la 4e division d'infanterie, ainsi que la division de cavalerie de ce corps, et le 4e corps tout entier, étaient restés en arrière, dans la vallée de la Moselle.

Le maréchal Bazaine, qui marchait avec la colonne de gauche, n'était pas complétement informé, le 15 au soir, des positions occupées par les différents corps. Il donna, néanmoins, l'ordre aux troupes d'être prêtes au départ, pour le lendemain, à 4 h. 1/2 du matin.

L'empereur qui, faute d'une escorte, se trouvait encore malgré lui avec l'armée, avait fait inviter plusieurs fois le maréchal à hâter la marche en retraite. Mais ce dernier n'avait prescrit aucune mesure dans ce sens.

On a reproché au maréchal de n'avoir pas utilisé la route de Woippy, pour sa marche sur Verdun : cette critique n'a pas été seulement faite après coup, elle lui a été adressée, au moment même, par son propre entourage.

Le maréchal donne pour raison de cette négligence étrange, que la route de Woippy-Briey ne lui paraissait pas assez sûre, parce que des partis ennemis avaient dû passer la Moselle, entre Metz et Thionville. Or, il est avéré que quand la retraite fut ordonnée, c'est-à-dire le 13 août, aucun renseigne-

ment n'était parvenu annonçant la moindre trace de l'ennemi
sur le parcours de Metz à Thionville, ni même sur la rive
gauche de la Moselle, en aval de Metz. On savait, au contraire,
d'une façon certaine, que l'ennemi avait franchi les passages
de la rivière, en amont, puisqu'une partie du sixième corps
avait même été empêchée de rejoindre Metz. Ainsi donc, si
la route de Woippy ne pouvait être utilisée, sous le prétexte
du voisinage de l'ennemi, celle de Mars-la-Tour devait l'être
bien moins encore, puisqu'on était sûr de la présence de
l'ennemi de ce côté. Nous supposons, d'ailleurs, au maréchal
Bazaine, assez de coup-d'œil militaire pour s'être dit : si les
Allemands veulent m'attaquer dans ma marche sur Verdun,
ils ne le feront que sur l'un de mes flancs ; ils n'auront garde
de me laisser pénétrer comme un coin entre les deux moi-
tiés séparées de leurs forces ; ils ne chercheront évidemment
pas à me rejeter vers le sud, car, de ce côté, j'aurais une plus
grande liberté de mouvements que s'ils parvenaient à me resserrer contre les frontières du nord. Le résultat de ces réflexions, avec les renseignements obtenus, devait forcément
aboutir à la certitude que l'ennemi ne pouvait venir que d'un
côté, et que ce ne pouvait être que du côté sud. Mais, que ces
réflexions si simples aient été faites ou non, il est clair que
l'approche présumée de l'ennemi ne fut pas la cause détermi-
nante de l'abandon de la route de Woippy, pas plus qu'on ne
songea à ne pas suivre celle de Mars-la-Tour, pour le même
motif. Quand même le maréchal se fût attendu sérieusement à
une attaque, soit d'un côté, soit de l'autre, il n'avait que le
choix entre deux partis possibles : ou de ne pas s'éloigner de
Metz, jusqu'à ce que la situation se fut éclaircie, et alors
offrir de pied ferme à son adversaire une bataille décisive ; ou
bien, en profitant de tous les moyens de locomotion, c'est-à-

dire de toutes les routes, de s'élancer hardiment dans l'inconnu, en prenant la rapidité du mouvement comme base et moyen principal du succès. La première de ces résolutions lui était interdite par suite des ordres précis qui lui avaient été enjoints; la seconde ne fut pas exécutée avec tous les soins possibles. Pour utiliser les trois routes, il eut été rationnel de faire marcher sur les deux routes extérieures la cavalerie et sur chacune un corps d'armée, réservant celle du centre aux convois, suivis du reste des troupes, prêtes, au besoin, à porter secours à droite ou à gauche. Le maréchal Bazaine paraît avoir pris des dispositions appropriées aux circonstances, telles qu'il les a envisagées, ou tout au moins telles qu'il prétend les avoir envisagées le 13, en donnant ses ordres de détail. Il néglige complètement une de ces routes, celle qui prend sa bifurcation aux portes de Metz. Sur celle des routes qui est notoirement la plus rapprochée de l'ennemi, il fait marcher une moitié de ses troupes, c'est-à-dire ses trois corps d'armée les plus faibles, sa réserve d'artillerie et son parc; et, sur l'autre, beaucoup moins exposée, il porte la seconde moitié de ses troupes. Quant à son immense convoi de voitures, il paraît que le 13, le 14 et même le 15, le maréchal n'a point jugé la situation assez critique pour faire procéder aux mesures extrêmes, c'est-à-dire pour faire détruire le superflu et se débarrasser de tous les *impedimenta* qui pouvaient retarder sa marche. Il dut cependant, à la fin, se résoudre à donner des ordres dans ce sens, pour parer aux troubles survenus sur certains points; mais, l'énergie, la volonté manquèrent pour l'accomplissement rigoureux des ordres, et, en outre, ces ordres étaient rédigés dans des termes vagues qui n'en imposaient nullement l'exécution stricte et sévère.

En admettant, d'ailleurs, que l'idée du maréchal, de n'utiliser que deux routes provenait du désir d'opposer un front puissant à l'ennemi, de quelque côté qu'il se présentât, et de posséder sous la main une réserve toute formée au moyen de la colonne non attaquée, même dans ce cas, il eût dû prendre les deux routes qui se séparent dès Metz, celle de Doncourt et celle de Woippy.

L'impression produite sur nous par la manière d'agir du maréchal le 15 août, manière si différente de celle du 14, où il montra tant de bravoure, tant d'entrain, fut que nous n'avions pas devant nous un chef d'armée énergique.

Ce n'est pas sans raison que de nombreux côtés on lui reproche d'avoir jeté un regard jaloux sur le quartier impérial, qui lui était à charge, et d'où on le suivait, d'ailleurs, d'un œil vigilant ; en acceptant le commandement suprême, d'avoir été mû, moins par le sentiment du devoir de chef d'armée que par les espérances d'un ambitieux, qui avait refoulé ses secrets désirs. Tant qu'il était surveillé par l'empereur et son entourage qui avait eu l'air de se soumettre, les dispositions prescrites pour la retraite sur Verdun n'étaient que des demi-mesures, il n'y a pas un doute à avoir à cet égard ; aucun des ordres donnés en vue de cette retraite ne dénote des intentions fermement arrêtées. Il sera difficile au maréchal Bazaine de se défendre contre l'accusation qui résulte de l'état des choses : d'avoir *pu* mieux faire et de ne l'avoir pas voulu. En réalité, n'a-t-il agi que dans la mesure de ses forces et de ses capacités? Ce jugement échappe plus ou moins aux décisions humaines, sa conscience seule pourrait nous éclairer sur ce point.

Le 16 août, dès l'aube, le maréchal Bazaine donna l'ordre à la colonne de gauche de suspendre sa marche, parce que les troupes des 4e et 3e corps n'étaient point encore parvenues aux positions qui leur avaient été désignées. On dit que cet ordre avait été donné sur la demande du maréchal Lebœuf, qui avait pris le commandement du 3ᵉ corps.

On y fait savoir qu'aussitôt que la colonne de droite serait arrivée à la hauteur de la gauche, dans l'après-midi sans doute, on continuerait la marche en retraite. Les troupes, ainsi que les parcs des divisions, devaient, en attendant, se compléter en munitions, et la cavalerie éclairer le terrain en avant.

Le 3ᵉ et le 4ᵉ corps reçurent l'ordre d'accélérer leur marche, et de rendre les chefs inférieurs responsables de tout retard.

Pendant que les 3ᵉ et 4ᵉ corps exécutaient leur mouvement, la colonne de gauche se livra au repos sans la moindre inquiétude. Mais les attaques des troupes allemandes vinrent bientôt la troubler et la tirer désagréablement de ses doux loisirs.

Dans le but de s'opposer à la retraite des Français sur Verdun, les corps de la deuxième armée allemande avaient été dirigés en amont de Metz, de l'autre côté de la Moselle, et le 16 au matin ils poussèrent, en s'avançant vers la route de Metz-Verdun, leurs avant-gardes sur les têtes de colonne de l'armée française. Cette rencontre prit bientôt les proportions d'une bataille. Les pertes éprouvées des deux côtés en font la plus sanglante des batailles de la guerre de 1870-71.

Le maréchal Bazaine se vit attaqué à la fois en tête, dans la direction de sa marche, et sur son flanc gauche. Il n'attacha aucune importance à dégager son front, et ne se préoccupa que de repousser l'attaque dirigée contre son flanc. La conséquence de ce parti-pris fut que, dans le courant de l'action, ce flanc devint la ligne de bataille des Français. Ceux-ci appuyèrent de plus en plus leur aile gauche sur Metz, au fur et à mesure que le maréchal se prenait d'inquiétude pour sa communication avec cette place, en voyant les troupes allemandes étendre leur

2

attaque vers leur droite. La colonne de droite de l'armée française qui, par suite de ce changement de front, devint la réserve
des troupes combattant en première ligne, ne prit, elle aussi,
part à l'affaire que pour repousser l'attaque de flanc.

Ces dispositions devaient naturellement forcer l'armée française à renoncer, le 16, à son projet primitif de marcher sur
Verdun. Comme l'attaque des Allemands n'avait pas d'autre
but, on ne peut nier que le résultat cherché par eux n'ait été
obtenu. Cette réussite finale n'est peut-être pas la conséquence
de succès tactiques : mais qu'importe? ce sont deux questions
indépendantes l'une de l'autre. Si l'affaire du 14, par ses conséquences, démontre qu'on peut obtenir de grands résultats straté-
giques sans avoir des succès tactiques, celle du 16, est une preuve
évidente qu'on peut remporter une victoire stratégique, même
avec une issue douteuse des combats tactiques. Nous nous atti-
rons peut-être le reproche de ne pas rendre justice à la vail-
lance héroïque déployée par les troupes allemandes, dans les
combats du 16, en caractérisant de douteuse leur victoire sur le
terrain tactique. Les armes allemandes, à la suite de la dernière guerre, rayonnent d'une telle gloire, que leur éclat ne
saurait être terni, si, nous rappelant ici les paroles prononcées
par Frédéric-Guillaume III, à son entrée à Paris : « *Parcere
victis,* » nous ne voulons pas troubler la joie qu'éprouvèrent
les Français, le soir du 16 août. Ils prétendent avoir remporté la
victoire, parce que les troupes allemandes ne leur avaient pas
enlevé de terrain, et qu'ils avaient bivouaqué sur le champ de
bataille.

Laissons aux vaincus, la gloire d'avoir couché sur le champ
de la lutte, d'avoir remplacé leur paille par un lit de lauriers!

Nous ne nous arrêterons pas à l'étude tactique de cette
bataille, bien qu'elle offre un intérêt très-grand aux différentes

armes. La cavalerie, surtout, y trouverait une riche moisson d'observations, elle qui a eu la fortune, rare dans les guerres modernes, de pouvoir combattre, malgré les armes à culasse et les canons rayés, à la manière des Seidlitz et des Murat. Cela vaut la peine de rechercher, par l'étude des détails de la lutte, quelles sont les causes déterminantes qui ont permis au maréchal Bazaine de repousser les attaques de l'adversaire, avec la supériorité du nombre, il est vrai, et en renonçant provisoirement à son plan primitif.

Pour nous, nous ne discuterons que le côté stratégique de la question.

Examinons d'abord l'ordre donné le 16, au matin, par le maréchal Bazaine :

Cet ordre commençait par prescrire de suspendre la marche en retraite de l'armée. Le maréchal se crut obligé de prendre cette mesure, contraire aux dispositions précédentes, parce qu'il considérait comme nécessaire d'attendre l'arrivée de la colonne de droite, à hauteur de la gauche, pour pouvoir faire avancer l'armée réunie sur une seule ligne, en ordre de combat. Le 16, au matin, ce dispositif n'était pas encore obtenu. Mais le maréchal, en donnant son ordre suspensif de la marche, savait fort bien que l'ennemi s'avançait en forces sur son front et sur son flanc gauche, tandis que sa colonne de droite n'était aucunement menacée. Il devait clairement se rendre compte que ce temps d'arrêt de sa part permettait à l'adversaire de gagner du terrain sur les troupes françaises et d'augmenter ses forces. C'était un désavantage et une difficulté de plus que le maréchal se créait à lui-même.

Mais quel avantage pensait-il donc obtenir de sa manière d'agir? D'avoir un front de marche plus étendu et ses troupes réunies sous la main? Pour une armée qui veut combattre, certes, c'est là un avantage. Mais dans le cas actuel, quelle était la première mission, le devoir réel de l'armée? De marcher, de marcher vite, et non de combattre. Si, pour pouvoir continuer la retraite, il fallait lutter, le but du combat ne devait jamais être autre que de repousser l'attaque ennemie qui arrêterait la marche; puis, autant que possible, d'avancer toujours sur la ligne de retraite.

En suspendant la marche de la colonne de gauche, le maréchal Bazaine augmenta la difficulté, il se mit même dans l'impossibilité de poursuivre ce double résultat. S'il avait fait partir le 16 au matin, à quatre heures et demie, la colonne de gauche, ainsi qu'il l'avait prescrit d'abord, la plus grande partie de ces troupes eût eu largement le temps de dépasser Mars-la-Tour dans les cinq heures qui s'écoulèrent depuis le moment du départ jusqu'à celui de l'attaque des Allemands sur ce point. Le dernier corps, la garde qui était en queue, se serait peut-être vue obligée de s'arrêter et de faire face à l'ennemi pour combattre. Le 6e corps, marchant immédiatement devant la garde, eût peut-être aussi, suivant les circonstances, fait suspendre la marche en retraite à une partie de sa troupe, pour menacer le flanc gauche de l'ennemi. Derrière ce voile, ou plutôt derrière ce mur protecteur, la colonne de droite eût certainement pu continuer sa route sans être inquiétée, car pour les atteindre, les troupes allemandes auraient été forcées à une marche de flanc d'environ deux heures en présence de l'ennemi. Dans le cas le plus défavorable, qu'aurait-il pu arriver? Une faible partie des troupes de Bazaine aurait pu être contrainte à se retirer sur Metz. C'est précisément cette crainte de se voir arracher une partie des troupes mises entièrement à sa disposition, qui le décida ou à n'avancer qu'avec toute son armée réunie ou à ne pas bouger. Dans tous les cas, la direction donnée aux opérations à la bataille du 16, ne prouve nullement l'intention bien arrêtée de continuer la marche en retraite. Le maréchal n'a qu'une crainte, celle de voir couper ses communications avec Metz. Quel souci avait-il donc à prendre de ces communications, quand son unique mission consistait dans la retraite sur Châlons? Sa communication avec Verdun, avec Châlons et avec Paris, devait le préoccuper bien autrement que celle avec Metz.

En agissant comme il l'a fait, il se trouva dans l'obligation absolue de faire rétrograder sur Metz ses troupes dont l'objectif était la continuation, quand même, de la marche en avant.

« Pourquoi, s'écrie un auteur français, le maréchal Bazaine, en quittant cette ville, et en commançant sa retraite sur Verdun ne brûle-t-il pas ses vaisseaux ? »

La première condition du succès de ce plan était la ferme résolution de tout sacrifier à la possibilité d'exécuter un mouvement de retraite.

La perte de temps éprouvée le 14, en produisant un désavantage, n'affectait, après tout, que la colonne de droite, bien difficile à atteindre par l'ennemi.

Malgré cette perte de temps, il n'était pas impossible, il était même probable, selon nous, que l'armée française pût arriver le 16 jusqu'à Verdun. Mais une volonté ferme et bien arrêtée avait fait place à une hésitation énigmatique.

Qu'on considère d'une part, la situation politique de la France, la *position ébranlée* de l'empereur; d'autre part, la pensée qui pouvait traverser l'esprit de Bazaine, qu'en conservant cette armée, dont il était le chef absolu, il serait appelé à jouer un rôle considérable au milieu des sombres destinées du pays, et l'on comprendra la question posée de bien des côtés : Bazaine, le 16 août, a-t-il cherché à se conduire en soldat ou en homme politique, égoïste et ambitieux? Lui seul peut donner la réponse.

Pendant que, le soir du 16, les officiers de l'armée française, enivrés de leur victoire, s'abandonnaient à l'espoir de pouvoir continuer le lendemain leur marche sur Verdun, sans être sérieusement inquiétés par l'ennemi vaincu, le maréchal fit paraître, dans la nuit, l'ordre suivant :

« Le manque de vivres et de munitions nous force à rétrograder sur Metz. »

Cet ordre indiqua en même temps les positions à occuper par les différents corps d'armée, dès le matin du 17, dans le voisinage de Metz.

Ces positions s'étendaient de Rozerieulles, en passant à Point-du-Jour, jusqu'à Saint-Privat : quatre corps en première ligne, le corps d'armée de la garde, comme réserve, en arrière de l'aile gauche.

Ainsi donc, c'est le manque de vivres et de munitions qui obligea le maréchal, non pas seulement à suspendre sa marche en avant, mais encore à rétrograder sur Metz.

Quant au manque de munitions, il nous semble étrange que, si peu d'heures après la bataille, on eût pu lui rendre un compte exact de l'état des munitions. Si l'on songe aux difficultés qu'on éprouve généralement à rétablir un peu d'ordre parmi les troupes qui ont combattu toute la journée, et qui doivent organiser leur bivouac le soir, on est presque saisi d'admiration qu'on ait pu faire parvenir dans la nuit, en passant par les divers degrés hiérarchiques, jusqu'au commandant en chef, des rapports assez détaillés sur la dépense des munitions, pour permettre de s'en rendre un compte général exact.

En dehors des rapports des corps de troupe, les parcs ont dû envoyer également les leurs, car ce n'est que d'après la situation des parcs qu'on pouvait réellement savoir s'il y avait manque de munitions. Jusqu'à ce moment, les documents publiés n'ont pas encore donné des indications suffisantes pour permettre de se faire une idée de la quantité de munitions brûlées le 16, par l'infanterie et l'artillerie de l'armée de Bazaine. Environ quatre divisions, ce qui constituerait l'infanterie de deux corps d'armée allemands, n'ont pas pris part, ou ont participé à peine, à la bataille du 16 ; celles-ci n'avaient certes pas usé leurs munitions.

Nous savons également que l'artillerie du 4e corps a soutenu son combat d'artillerie du 18, sans avoir renouvelé son approvisionnement. Le maréchal Bazaine s'est-il convaincu par lui-même, le 16, à l'endroit où il prit personnellement part au combat, que les troupes manqueraient sensiblement de munitions, si l'on avait de nouveaux combats à soutenir en marchant sur Verdun ; ou bien est-ce à la suite des rapports parvenus qu'il dit dans son ordre : « les munitions manquent ? » Jusqu'à présent rien ne nous autorise à nous prononcer à cet égard.

Dans le premier cas, les deux dates citées ci-dessus (16 et 18) prouvent combien on juge à faux, en ne se rapportant qu'à ses propres observations sur un seul point. Dans le second cas, nous le répétons, notre admiration est grande pour l'organisation du service intérieur de l'armée française, dans les circonstances les plus difficiles qu'on puisse imaginer... Mais, une foule de brochures et d'ouvrages français, sur les événements de la dernière guerre, nous ont dévoilé les détails du service intérieur : l'absence d'ordre et de discipline, au début de la guerre, donne précisément l'explication des faits qui, sans cela, ne sauraient être compris ; et enfin, les propres paroles du maréchal, dans son ordre du 17 : « le manque de vivres nous force à rétrograder, » prouve bien dans quel triste état se trouvait l'administration intérieure de l'armée française. Le 13, le ma-

réchal, dans son ordre de marche sur Verdun, avait prescrit
aux troupes d'emporter des vivres pour les 14, 15 et 16, et à
l'intendance de s'en approvisionner dans les magasins de Metz
autant que possible. Ces précautions prises, comment donc le
17 pouvait-on manquer de vivres ? D'après les ordres, les
troupes les avaient consommés le 16 au soir, mais les convois ne devaient pas être entamés. Ces convois, d'ailleurs,
marchaient avec les troupes, et une partie même avait si peu
d'avance, que la distribution des vivres ne devait pas faire
redouter une perte de temps sensible. A en juger par l'appa-
rence, telle devait être la situation. Mais, en réalité, il en était
autrement. On sait de source certaine que, dans le 2ᵉ corps,
les hommes n'avaient plus de pain le 16 au matin, et les che-
vaux plus d'avoine depuis le 14. Le 4ᵉ corps n'avait plus ni
viande, ni sel, plus rien ; l'intendance ne put, qu'à grand'peine,
distribuer du pain pour un jour. En présence de ces faits, nous
ne pouvons guère mettre en doute l'assertion du maréchal
concernant le manque de vivres : mais, d'un autre côté, nous
sommes obligés de rabattre de notre admiration à l'égard de
l'excellente organisation de l'administration intérieure des
troupes françaises, précisément vers cette époque du 16 août.

Mais pourquoi le maréchal, pour s'approvisionner en munitions et en vivres, abandonna-t-il le terrain défendu si vaillam-
ment jusqu'à la nuit ? L'éloignement des magasins de Metz
était-il donc si grand qu'on ne pût attendre la distribution sur
les lieux occupés ? La nouvelle position prise était à peine à
trois quarts de mille (moins de six kilomètres) en arrière, distance que les voitures pouvaient facilement parcourir, si en réalité
le manque de vivres et de munitions faisait suspendre la marche
en avant.

Quand on veut avancer, chaque pas qui rapproche du but,

surtout en présence de l'ennemi, est un avantage important ;
et quand on vient d'acheter cet avantage au prix d'une bataille
sanglante, on ne doit pas y renoncer légèrement ; les motifs les
plus graves peuvent seuls déterminer à ce sacrifice.

Il est donc difficile d'admettre que la nécessité de faire distribuer des vivres et des munitions aux troupes ait seule en-
traîné le maréchal à rétrograder ; des motifs de stratégie et de
tactique, tels qu'il les envisageait, ont dû également l'influen-
cer. Comment lui, qui avait annoncé à son de trompe qu'il
venait de remporter une victoire brillante, il n'osa pas rester sur
les lieux conquis, en face de son adversaire ; il se crut obligé de
se soustraire à ce dangereux voisinage, et d'aller se mettre
à l'abri d'un camp puissamment retranché !

Nous serions tenté de croire que le maréchal Bazaine, en
se reportant en arrière, avait renoncé à toute idée offensive,
c'est-à-dire à celle de marcher sur Verdun en présence de
l'ennemi ; si, dans son rapport officiel, il n'annonçait pas qu'il
reprendrait son mouvement en avant aussitôt que possible,
et s'il n'avait pas pris sa nouvelle ligne de bataille à environ trois quarts de mille (5 à 6 kilomètres) à l'ouest des forts
de Metz, c'est-à-dire sur la limite extrême des positions d'où il
pouvait encore songer à l'action.

Cette ligne présentait de grands avantages tactiques, mais
avait aussi des points bien faibles, ainsi que devait le démontrer la bataille du 18. Nous nous sommes souvent demandé
pour quelle raison le maréchal avait pris position le 17 tout
près et en avant des forts de l'ouest? Est-ce que ce voisinage
immédiat des forts devait faciliter l'offensive? Il nous est impossible de pénétrer les motifs déterminants du maréchal.

On peut à peine admettre que ce fut pour avoir plus de faci-
lité à déboucher à l'est de Saint-Privat, d'un terrain découpé,

au cas où on prendrait la route de Briey. C'est, d'ailleurs, précisément là que se trouvait le point faible de la position ; c'était l'aile droite, très-exposée à être tournée. Le maréchal devait savoir, en outre, qu'en restant plusieurs jours dans ces positions, il donnerait à l'ennemi le temps de concentrer toutes ses forces et que l'offensive de la part des Français deviendrait de jour en jour plus difficile.

En dehors du rapport officiel, nulle parole, nulle mesure ne dénote chez le maréchal l'intention de reprendre bientôt l'offensive ; si ce désir avait été sérieux, après avoir consacré la journée du 17 à l'alignement en vivres et en munitions, il eut marché en avant le 18.

Il n'en fut pas ainsi. D'autre part, si l'on s'était franchement décidé à se renfermer dans la défensive, on eut tiré avantage des fortifications de Metz, en les comprenant dans la ligne de défense. L'ordre de prendre position en avant des ouvrages, n'est encore et toujours qu'une demi-mesure. Était-ce une feinte pour faire croire qu'il pensait à reprendre l'offensive, tandis qu'en réalité il n'avait d'autre but que de rentrer dans le camp retranché de Metz ? Y ramener immédiatement une armée, qui était convaincue d'avoir remporté une victoire, il ne l'osa pas, cet homme prudent et rusé, qui spéculait sur l'avenir dont il espérait profiter ; qui ne ressemblait en rien à Brennus, jetant son épée dans la balance. Il n'eut pas assez de confiance dans son génie et ses talents, pour tenter de diriger les événements et de les soumettre à sa volonté. Si le maréchal avait fermement voulu ce qu'il avait promis en prenant le commandement suprême, s'il avait possédé une étincelle d'énergie et de caractère résolu, il eut passé le 17 et eut continué sa marche sur Verdun ce jour-là. Qu'on lui concède les grandes difficultés provenant de la nécessité des distributions de vivres et de munitions, il devait, le 17, coûte que coûte, n'eut-il pu se mettre en mouvement qu'à midi, continuer sa route en avant. On sait aujourd'hui qu'il eut réussi à atteindre Verdun avec la plus grande partie de son armée. Les dispositions prises le 18 au grand quartier général allemand nous démontrent quelle était l'opinion à cet égard, dans la soirée du 17. Mais c'est surtout, après la bataille du 16, que toutes les raisons possibles devaient pousser à la tentative, quelque hardie qu'elle pût paraître, de continuer la marche en avant. Il fallut bien y revenir un jour, à cette tentative qui, le 17, avait les chances de succès pour elle, chances que le temps devait évidemment rendre de plus en plus problématiques et difficiles. Le hasard, cet élément important en guerre, ne devient un appui que pour ceux qui déploient de l'énergie, de l'audace, de la volonté; quiconque s'y abandonne avec mollesse, n'arrivera jamais à quelque grand résultat. Le pire destin auquel Bazaine s'exposait le 17, en agissant, c'eut été de succomber avec gloire; en louvoyant, en se fiant au temps, il ne pouvait avoir d'autre fin que de tomber misérablement.

Tandis que le maréchal Bazaine employait la journée du 17 à prendre position en arrière, à s'y fortifier, et à faire distribuer en partie des munitions et des vivres, du côté des Allemands on concentra toutes les forces disponibles pour s'opposer de nouveau, le lendemain, à la marche des Français sur Verdun.

On sait que le commandant en chef des troupes allemandes fit diriger, le 18 au matin, de très-bonne heure, ses colonnes sur la route Gravelotte-Jarny-Doncourt, dans la supposition que l'armée française avait pris cette direction, et dans l'espoir de pouvoir l'atteindre en partie. On fut bien surpris en arrivant de ne rencontrer aucune troupe française marchant sur Verdun,

et l'on acquit bientôt la certitude que l'ennemi ne songeait pas
à faire un mouvement en avant, mais qu'il avait pris position
devant Metz. Une prompte résolution de l'armée allemande fit
faire une conversion aux corps de l'aile gauche et attaquer
immédiatement le front fortifié de l'ennemi. La lutte fut longue
et sanglante; mais l'issue finit par être favorable aux Allemands, grâce aux efforts puissants qui permirent, à la fin de
la journée, de tourner l'aile droite de l'armée française.

Le centre et l'aile gauche de la ligne française occupaient
une position défensive si forte par la nature même du terrain,
qu'il n'y avait absolument rien à craindre de l'attaque ennemie. Et, néanmoins, c'est encore là que le maréchal Bazaine
plaça ses réserves. C'était toujours la crainte d'être coupé de
Metz qui le faisait agir ainsi. Aussi, l'aile droite accablée ne put,
à elle seule, repousser l'effort des Allemands, puisque les réserves
lui firent défaut. Leur présence eut peut-être amené une issue
favorable à la journée. Mais, grâce à cette faute, le sort se
décida pour les Allemands, et la retraite de l'aile droite força le
maréchal à renoncer aux positions fortes et avancées occupées
par son centre et sa gauche, et à se retirer sous la protection
des canons de Metz.

Les Allemands livrèrent le 18 une bataille sanglante pour
obtenir un résultat que les mesures prises par le maréchal
Bazaine, le 17, leur aurait donné gratuitement. Cette bataille
avait été préparée d'après des suppositions toutes différentes ;
mais, aussitôt que la réalité fut connue, elle fut dirigée vers un
but nouveau, qui fut glorieusement atteint. On avait cru l'ennemi en état d'opérer, et l'on pensait le trouver en marche, on
ne se doutait nullement qu'il était resté en position, parce qu'il
ne se croyait pas lui-même capable d'entrer en opération. Quand
même les Allemands n'auraient pas réussi à rejeter, le 18, l'aile

droite de l'armée française, la position de celle-ci fut devenue intenable le lendemain 19, parce que les troupes allemandes l'auraient tournée plus au loin, et se seraient avancées jusque sur la route de Thionville. Dans le cas même où les Français fussent parvenus le 18 à repousser l'attaque ennemie, il leur eût été impossible de sortir des positions qu'ils occupaient, et de se porter sur Verdun. Dix corps d'armée, dont cinq seulement avaient pris part à la bataille du 18 (le 2e corps fut si peu engagé qu'on peut le considérer comme presque entièrement intact), et un terrain extrêmement difficile, tels étaient les obstacles à vaincre par l'armée française. Il faut ajouter que tous les corps d'armée, à l'exception de la garde, avaient continuellement combattu les 14, 16 et 18, et que leur désorganisation intérieure devait les rendre peu propres en ce moment à une vigoureuse offensive. La bataille du 18 n'a pu guère changer la situation que s'était créée l'armée française le 17; elle n'a fait que la mettre en évidence. Elle a démontré que les Français n'auraient pu continuer leur marche sur Verdun que le 17, sans être sérieusement gênés; mais que, faute d'avoir mis à profit ce moment unique, tout espoir de pouvoir échapper et de prendre position en dehors du rayon des forts de Metz, était complétement perdu.

La retraite sous Metz avait décidé du sort de l'armée de Bazaine. Désormais, elle n'avait plus à jouer dans la grande lutte, qu'un rôle passif. Ce rôle avait quelque valeur en tant qu'elle retenait loin des autres théâtres de la guerre, une partie considérable des forces ennemies. Mais les Allemands avaient les moyens de continuer leurs opérations, avec espoir de succès, contre la capitale de la France, et, par suite, l'influence de l'armée enfermée dans Metz n'était plus que secondaire. Si jamais elle devait avoir le bonheur de pouvoir reprendre une part active aux événements, ce résultat ne dépendait nullement de sa volonté ; il ne pouvait être atteint que par des secours étrangers et des circonstances sur lesquelles elle n'avait aucune influence. Le maréchal Bazaine avait préparé un triste sort à cette armée. Elle, qui, commandée et dirigée avec énergie, pouvait prendre une part si large et si vigoureuse à la défense de la patrie, elle devait rester là, enchaînée ! n'être plus qu'un témoin impuissant en présence du désastre qui fondait sur le pays quand l'ennemi triomphait, emmenait captif l'empereur avec le reste de l'armée régulière, puis s'avançait sans rencontrer de résistance nulle part, jusqu'aux portes de la capitale ! Paris, vaincu par la famine, eut absolument le même sort que les troupes enfermées à Metz.

Trahison ! tel fut le cri poussé de toutes parts en France, trahison ! parce que Bazaine n'avait pas percé. Il le pouvait, il ne l'a pas voulu, disent la plupart des écrivains allemands. Ceux qui prétendent le contraire, sont peu nombreux : ce sont des voix isolées. Eh bien ! nous partageons l'opinion de ces derniers et nous nous proposons d'en démontrer plus tard les raisons.

Si, en soutenant cette thèse, nous semblons, en quelque sorte, nous ranger du côté des défenseurs du maréchal Bazaine, sous bien d'autres rapports nous nous élevons comme un de ses accusateurs. *En effet, nous prétendons que le maréchal Bazaine, tout en prenant l'engagement, au moment où il accepta le commandement en chef, de conduire l'armée de Metz à Châlons, par Verdun, avait secrètement résolu de ne point quitter Metz.* S'il avait eu la ferme intention de partir, il n'eut pas donné à l'affaire du 14 l'extension qui en fit une bataille ; il eût cherché, par tous les moyens, dans la journée du 16, à remédier aux retards provenant de la veille ; il eût continué le 15, au matin, sa route sans hésitation ; il eût, enfin, trouvé moyen, le 17, de porter son armée en avant, malgré les difficultés qui s'étaient présentées. Il ne fit rien dans ce sens, parce qu'il ne voulut pas quitter Metz. Quels sont les motifs qui purent le déterminer à trahir sa promesse? Nous n'en voyons que deux : ou il pensait rendre un grand service à la patrie, en conservant intacte une belle et forte armée, et en enchaînant une grande partie des forces ennemies aux frontières de la France; ou il était mû par des vues personnelles et ambitieuses, supposition qu'on est certes en droit de faire, quand on considère le passé du maréchal et la triste situation de la France. Le temps apportera bien des éclaircissements sur cette question.

Quoi qu'il en soit, le maréchal ne restera jamais exempt de reproche aux yeux du monde, pour la conduite qu'il a tenue depuis le 14 jusqu'au 18 août. Le prince de Hohenlohe, le général Blücher ont conduit leurs troupes, en 1806, à de dures catastrophes! Mais s'est-il jamais élevé un blâme entachant le caractère de l'un et de l'autre? Les a-t-on jamais accusés de trahison ou de mauvais vouloir? Ils agirent jusqu'au dernier moment avec une volonté énergique et clairement compréhensible; ils agirent en soldats; ils tentèrent tous les moyens, ils entreprirent tout, et succombèrent avec honneur.

Telle ne fut pas la manière d'agir du maréchal Bazaine. Il ne montra jamais une volonté ferme de remplir son devoir, et il n'expliqua jamais clairement ses projets et ses intentions. Si l'armée française, en 1870, eut eu un Napoléon Ier à sa tête, le sort de la guerre eût été changé. Le triste fantôme d'empereur, tel que nous l'avons dépeint en tête de cette étude, voilà celui qui porte la grande part de responsabilité des catastrophes qui ont accablé l'armée française.

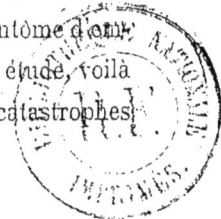

Août 1872.

Imprimerie Moderne (Barthier, Directeur), rue J.-J.-Rousseau, 61.